AF611818

LEÇON D'OUVERTURE

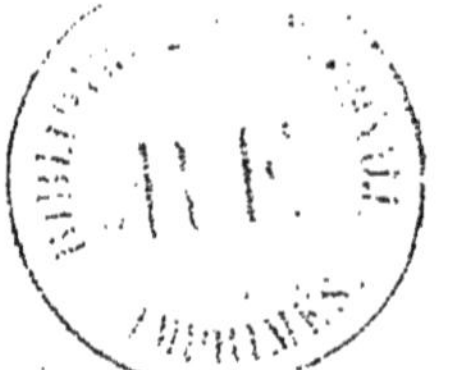

DU COURS

DE

PATHOLOGIE MÉDICALE

DE

M. LE PROFESSEUR J. TEISSIER

---

7 NOVEMBRE 1884

LYON
ASSOCIATION TYPOGRAPHIQUE
F. PLAN, RUE DE LA BARRE, 12

1885

LEÇON D'OUVERTURE

DU COURS

DE

PATHOLOGIE MÉDICALE

LEÇON D'OUVERTURE

DU COURS

DE

PATHOLOGIE MÉDICALE

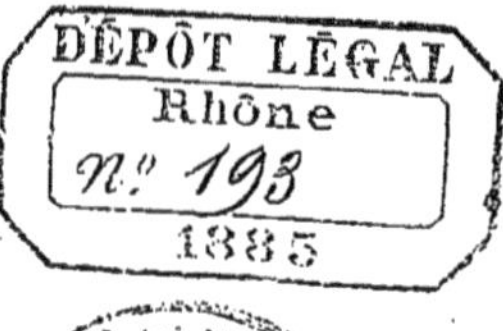

DE

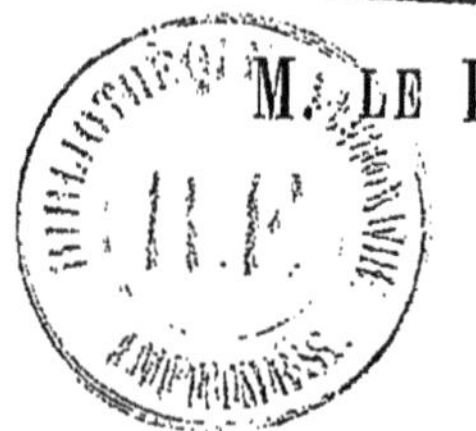

M. LE PROFESSEUR J. TEISSIER

---

7 NOVEMBRE 1884

LYON
ASSOCIATION TYPOGRAPHIQUE
F. PLAN, RUE DE LA BARRE, 12

1885

FACULTÉ DE MÉDECINE ET DE PHARMACIE DE LYON

DU ROLE DE LA MÉDECINE FRANÇAISE

DANS LE MOUVEMENT SCIENTIFIQUE DU SIÈCLE

OUVERTURE

DU

COURS DE PATHOLOGIE

DE

M. J. TEISSIER

MESSIEURS,

L'accueil si généreux que vous me faites ne diminue pas mes inquiétudes, et ne calme pas l'émotion bien légitime que j'éprouve, en montant pour la première fois dans cette chaire. Ce n'est pas sans un certain effroi que j'envisage l'étendue des obligations que me crée cet honneur, et je sens tout le poids de la dette que j'ai contractée, le jour où M. le Ministre de l'instruction publique, ratifiant le choix de mes maîtres, me confia la tâche d'enseigner dans cette École une science qui nécessite une maturité de jugement et cette connaissance approfondie des maladies, qui est en général le fruit d'une longue et laborieuse expérience.

Peut-être ont-ils seulement escompté l'avenir, ceux-là qui ont eu confiance dans la portée de mes forces. Peut-être ont-ils voulu récompenser aussi une série persévérante d'efforts faits depuis longtemps en perspective du but tant désiré, et affirmer, par cela même, que pour y conquérir sa place, l'Université de France réclame par dessus tout des titres acquis et des services rendus dans l'Université.

Ce qu'ils savaient bien, à coup sûr, c'est qu'en me permettant de revêtir aujourd'hui la toge de celui qui fut le meilleur de mes maîtres et l'honneur de cette École, j'entrerais à la Faculté, gardien respectueux et fidèle des traditions de travail et de dévoûment dont pendant trente années il a su donner un constant exemple. A cette tâche-là, Messieurs, vous pouvez être assurés que je ne faillirai pas.

Mais une autre pensée me préoccupe. Depuis sept ans, M. le professeur Bondet a occupé cette place avec une rare distinction ; il l'a quittée pour porter son activité sur un théâtre plus digne de lui. Clinicien consommé, l'esprit ouvert aux recherches nouvelles, curieux des découvertes de la médecine expérimentale à laquelle il n'a pas craint quelquefois de consacrer ses loisirs, il avait bien ces qualités maîtresses qui donnent au pathologiste l'autorité qui impose la confiance. A l'époque où nous vivons, où les productions de l'esprit humain jaillissent souvent avec une célérité hâtive, où l'hypothèse est lancée parfois comme certitude et où, trop fréquemment, la théorie tient lieu de démonstration positive, il n'est point toujours aisé de distinguer l'ivraie du bon grain, et l'étudiant qui commence la médecine a besoin d'un guide sûr pour trier dans ce vaste livre ce qui est bien acquis de ce qui doit être vite oublié.

M. Bondet était ce guide-là : sans rien sacrifier de ce qui est du domaine de la science moderne, il s'attachait surtout à être vrai ; et si vous avez conservé le souvenir de ses descriptions toujours si nettes et si exactes, dans lesquelles la clarté ne le cédait qu'à la correction et à l'élégance du langage, vous comprendrez aisément l'embarras que j'éprouve à lui succéder dans cette enceinte.

Heureusement que, pour suppléer à tout ce qui me manque et conquérir mon droit de cité au milieu de vous, je compte sur l'intérêt des questions dont je vais vous proposer l'étude, car j'ai choisi comme objet de ce cours une des parties les plus attachantes de la science médicale : l'histoire des grandes maladies infectieuses.

Il y a juste aujourd'hui quatre ans, chargé de remplacer pour quelques mois dans sa chaire le titulaire de cet enseignement, j'avais déjà dû traiter pareil sujet. Mais, depuis cette époque, une révolution considérable s'est accomplie, qui va faire de cette étude un enseignement quasi nouveau, et c'est presque le cas de le répéter ici avec le faux médecin de Molière : « Nous avons changé tout cela. » Sous l'impulsion d'un homme qui honore au plus haut degré la science et le pays, l'illustre Pasteur, la pathologie microbienne a fait des progrès inattendus ; sur tous les points du monde, les savants se sont mis à l'œuvre, et déjà les résultats et la portée de la méthode se mesurent à l'importance et au nombre de ses applications ; la pathogénie et la prophylaxie des maladies contagieuses se sont éclairées d'un jour nouveau ; mais la grandeur des résultats acquis est peu, en présence de ce que nous permet d'entrevoir l'avenir. C'est de ces choses que je veux vous entretenir pendant ce semestre ; et j'espère porter la conviction dans vos esprits comme je compte multiplier les preuves et les faire passer sous vos yeux.

Dans une séance prochaine, uniquement destinée à vous démontrer l'existence de ces infiniment petits, avec lesquels il nous faut largement compter aujourd'hui, puisque nous sommes dorénavant condamnés à leur livrer un perpétuel combat, et grâce à la libéralité de mon savant maître et ami M. Strauss, qui a généreusement mis à notre disposition toute les pièces nécessaires, nous ferons défiler devant vous toutes la série des parasites qui nous menacent. Ce sera l'introduction toute naturelle et immédiate du cours de cette année ; avant de vous parler du rôle joué par les microbes dans le développement des maladies, je tiens à vous prouver qu'ils existent.

I

Mais laissons pour quelques instants ce sujet. Aujourd'hui mes visées sont plus hautes, et c'est une question plus générale que j'ai l'intention de traiter. Car il me paraît légitime, avant de vous exposer l'état de la pathologie moderne, de vous dire ce qu'était hier cette science, par quelle série de brillantes étapes elle a passé, et surtout la part prépondérante qu'ont prise les médecins de notre pays dans la constitution de son précieux patrimoine. Je veux en un mot, en parcourant avec vous l'œuvre de la médecine française depuis la fin du dernier siècle, faire revivre pour quelques moments sous vos yeux une des plus brillantes pages de notre histoire nationale. Le livre de la pathologie, que nous devons parcourir ensemble ne peut avoir de plus attrayante préface, puisque c'est en traits indélébiles que vous y trouverez écrit le glorieux enfantement de cette École de Paris, dont les puissants efforts, en nous vengeant du passé, ne devaient pas tarder à porter la médecine française au premier rang dans le monde. Car c'était bien une infériorité notoire, avouons-le en toute humilité, que celle où nous nous trouvions vis-à-vis des nations voisines à la fin du siècle dernier.

Alors l'Angleterre est dans tout le rayonnement de sa gloire ; il ne lui suffit pas d'avoir enfanté Harvey et François Bacon, celui qu'on a appelé le père de la philosophie expérimentale, d'avoir avec Sydenham élevé un monument impérissable à l'histoire des fièvres et des épidémies ; il lui faut ponr couronner l'œuvre une de ces découvertes qui sont à la fois un flambeau pour la science et un grand bienfait pour les hommes. C'est à un humble médecin du canton de Glocester qu'il appartiendra de la faire : Jenner va trouver la vaccine.

Moins favorisée que sa sœur d'outre-Manche, l'Ecosse n'en possède pas moins ses médecins illustres, et l'Université d'Édimbourg retentit encore des leçons célèbres de Cullen et de son rival Brown, ces chefs d'école qui, pendant plus de cinquante ans, ont dominé toute la génération médicale d'alors.

De son côté, l'Allemagne subit toujours l'influence de Frédérick Hoffman, cet homme au cerveau puissant, d'une érudition étonnante, qui tour à tour physicien, anatomiste, médecin, chirurgien, fut avec le mystique Stahl l'orgueil de cette Université de Halle, qui partageait avec l'École de Leyde la suprématie médicale sur le continent. Louvain avec Van Helmont, Leyde avec Boerhaave ; Bâle, où résonne encore l'écho lointain, mais non oublié, de la grande voix de Paracelse ; Berne, où vient de naître Haller, ce grand initiateur de la physiologie moderne ; Vienne, où l'école clinique commence à germer avec Van Swieten, de Haen, Stoll, Avenbrügger, l'immortel inventeur de la percussion ; quels noms, Messieurs, et quels souvenirs !

Que dire de l'Italie? N'a-t-elle pas son école anatomique qui brille du plus pur éclat? Voilà qu'à côté des Morgagni, des Valsalva, des Scarpa, des Mascagni, Galvani et Volta, dans de mémorables expériences, jettent les bases de l'électro-physiologie, tandis que Baglivi, Borsieri et Torti poussent la médecine d'observation et la thérapeutique à un degré d'exactitude qui était inconnu avant eux.

Il n'est pas jusqu'à l'Espagne qui, respectueuse encore de son passé et des glorieux souvenirs de l'école de Cordoue, ne cultive avec succès les diverses branches de la science médicale avec les Piquer, les Gaspard Cazal, les Solano de Lucques et les Gimbernat.

Et cependant la France reste silencieuse et comme étrangère au mouvement profond qui s'accomplit autour d'elle; c'est en vain que Descartes, ce grand admirateur de l'œuvre d'Harvey, dont il fut, du reste, le vulgarisateur le plus convaincu, cherche à créer une méthode qui transformera les sciences et leur imprimera un nouvel et fructueux essor; sa voix n'est pas entendue. Personne ne sait s'astreindre aux règles qu'il ne sut pas observer lui-même: des systèmes, rien que des systèmes, telle est la formule qui peut servir à caractériser chez nous l'œuvre médicale du XVIIe comme du XVIIIe siècle.

Il vous semblera juste, sans doute, de faire une réserve en faveur de notre école anatomique; les belles recherches des Italiens avaient eu dans notre pays un énorme retentissement; aussi les noms des Senac, des Lieutaud, des Vicq d'Azyr peuvent-ils être légitimement opposés à ceux des illustres champions de l'École italienne; mais toute cette excellente anatomie ne peut servir à rien, l'a fort bien dit Daremberg, quand elle marche seule, sans appui solide du côté de la physiologie et de l'observation clinique; or, c'est précisément ce qui nous manquait. Car, tandis que nos voisins cherchaient déjà, dans des expériences bien observées et bien conduites, l'explication des grands phénomènes de la vie, nous ne faisions que de la physiologie de fantaisie ou basée sur l'hypothèse. L'interprétation méthodique et consciencieuse des faits s'effaçait devant les caprices de la théorie et les jugements *à priori*, si bien que nous en sommes arrivés à saluer comme un véritable progrès, comme une importante conquête sur les errements du passé, les premières tentatives d'observation de Barthez et de Pinel. Et pourtant, Messieurs, que d'idées systématiques ou préconçues encore dans l'œuvre du représentant de l'École de Montpellier comme dans celle du médecin de la Salpétrière !

II

Le sommeil a été long, le réveil sera solennel : trois hommes vont paraître, qui, brisant avec le passé, renversant de fond en comble doctrines et systèmes, vont faire du premier coup jaillir l'étincelle qui a illuminé le commencement de ce siècle d'une lueur nouvelle, et placé la médecine française à la tête du mouvement scientifique ; ces trois hommes qui, pour employer une expression célèbre, « veillent encore sur la médecine comme trois génies tutélaires », leurs noms sont sur toutes les lèvres : vous avez cité Lavoisier, Bichat et Laënnec.

Peut-être vous étonnerez-vous, Messieurs, de voir figurer Lavoisier parmi les savants dont s'honore le XIXe siècle, et me reprocherez-vous de compter comme nôtre l'illustre chimiste qui, pour toute récompense des services rendus à sa patrie, dut porter sa tête sur l'échafaud en 1794. Vous me pardonnerez, j'espère, en voulant bien considérer que, si les premières recherches de Lavoisier ont été présentées à l'Académie des sciences en 1777, le grand mémoire de Lavoisier et Seguin sur la respiration des animaux remonte à 1789, époque mémorable où nous pouvons bien, avec notre grand historien Michelet, faire commencer la France moderne, puisque avec l'émancipation de l'homme nous y pouvons saluer aussi l'émancipation de la science, que les Encyclopédistes, Diderot en tête, avaient déjà préparée, en proclamant la liberté de discussion et la liberté d'examen.

Et en effet, Messieurs, quelle œuvre vraiment géniale que celle de ces trois colosses ! Lavoisier révélant la nature des combustions organiqnes et livrant le secret de la chaleur animale, c'est-à-dire des sources de la vie ; Bichat créant l'anatomie générale et donnant de nos tissus des descriptions qui sont encore des chefs-d'œuvre ; Laënnec enfin couronnant l'édifice par une découverte qui depuis n'a pas encore eu son égale. Et trente ans à peine ont suffi à tout cela !

Laissez-moi donc m'arrêter quelques instants en face de ces glorieux événements, vous en esquisser les grandes lignes, vous en faire sentir toute la valeur, et chercher avec vous la part d'influence qu'ils ont dû exercer non seulement à l'intérieur, mais au dehors du pays, en apprécier en un mot l'immense rayonnement.

Les recherches de Césalpin et de Michel Servet, couronnées par la découverte mémorable de Harvey, ont eu la portée d'un événement scientifique de premier ordre ; elles ont changé les bases de la physiologie, mais séparées de l'œuvre de Lavoisier, elles n'ont plus que l'intérêt d'une curiosité historique, elles sont frappées de stérilité.

Certes, ce fut une bien étonnante révélation que celle qui se fit le jour où l'illustre médecin anglais démontra, en présence des membres réunis du Collège des médecins de Londres, l'existence du cycle circulatoire ! Mais sans la découverte de la respiration pulmonaire, qu'aurait produit une pareille doctrine ? A quoi eût donc servi de savoir que le sang veineux, sorti du cœur par la *veine artérieuse*, y rentrait par les veines pulmonaires, après avoir traversé le poumon, si les actes intimes de l'oxygénation du sang n'avaient été révélés depuis ? Et cette découverte, Messieurs, est bien la propriété de Lavoisier. Priestley aura peut-être l'incontestable mérite d'avoir découvert l'oxygène quelques mois auparavant; mais la respiration n'était encore pour lui qu'un *procédé phlogistique*, « le sang ne rougit dans l'air que parce qu'il lui donne du phlogistique; s'il noircit dans l'air inflammable, c'est qu'il lui enlève du phlogistique ». A Lavoisier l'éternel honneur d'avoir assimilé la fonction respiratoire à un acte de combustion, et d'avoir démontré, la balance à la main, qu'à la surface du poumon le sang absorbe de l'oxygène et exhale de l'acide carbonique et de la vapeur d'eau.

« Ce qui caractérise Lavoisier, a écrit excellemment M. P. Bert, ce qui le place sans conteste au premier rang, c'est moins la découverte de l'oxygène, faite peut-être un an avant par Priestley, c'est moins la découverte de la composition de l'eau, dans laquelle il avait été précédé, à son insu, de quelques mois par Cavendish, que la mise en œuvre de ces découvertes. Tout en lui, comme chez la déesse du poète, révélait le génie, la sûreté du jugement dans la constatation des faits, la simplicité lumineuse dans l'exposition, la largeur de vues dans l'interprétation, l'éclat qu'il sut donner à la vérité, éclat tel que le fantôme du phlogistique qui hantait encore les plus puissants esprits s'évanouit sans combat comme sans retour, et surtout la grandeur incomparable avec laquelle il a, de tous ces faits isolés, de ces matériaux bruts, établi et cimenté les fondements inébranlables de la chimie moderne. »

III

Quelle belle et puissante figure que celle de Xavier Bichat! Avoir écrit le *Traité des membranes*, les *Recherches sur la vie et la mort*, l'*Anatomie générale* et l'*Anatomie descriptive*, et mourir à trente et un ans. Mais si de tels ouvrages se recommandent par la finesse des descriptions, l'exactitude des détails et la délicatesse de la forme, combien plus remarquables sont-ils encore par la grandeur des conceptions, et la portée des vues philosophiques qui y sont exposées? et tout cela avec une modestie, une sorte de timidité exquise qui en rehausse le mérite.

Aujourd'hui, grâce aux notions plus précises que nous possédons sur les forces biologiques et sur les mutations successives des agents physiques, nous avons moins de tendance que Bichat à séparer les propriétés des organes tenant à leur texture propre, de celles qui relèvent des fonctions générales de la vie ; par contre, nous avons conservé intacte cette distinction sur laquelle il insiste avec tant de raison dans tous ses ouvrages, et qu'il fut d'ailleurs le premier à entrevoir, entre les fonctions de la vie organique et les fonctions de la vie de relation : distinction qui a servi de base à l'une de ses plus belles descriptions, celle du système musculaire.

Et qu'avons-nous à ajouter à cette conception vraiment magistrale de la structure de notre organisation qu'il expose avec une merveilleuse clairvoyance et une si remarquable simplicité dans cette phrase placée en tête de son *Anatomie générale?* « Il y a, dans l'organisation des animaux, un certain nombre de tissus simples qui sont partout les mêmes, quel que soit l'endroit où ils se trouvent placés, et qui ont la même nature, les mêmes propriétés vitales et physiques, les mêmes sympathies, et qui, véritables éléments organiques de l'économie vivante, sont combinés quatre à quatre, cinq à cinq, etc., pour former les organes composés que la nature destine à chaque fonction. » Or, il y avait là une révolution tout entière, révolution féconde non seulement en anatomie, puisqu'elle créait d'emblée une science nouvelle, mais féconde aussi pour la pathologie à laquelle elle a ouvert des horizons ignorés, en permettant d'assimiler des processus d'apparence disparate, ou d'expliquer des sympathies morbides dont les liens étaient restés insaisissables.

Mais le plus grand mérite de Bichat pour nous, médecins, c'est d'avoir définitivement soustrait la pathologie au joug stérilisant de la nosographie classique, et d'avoir fondé une classification physiologique des maladies. Son anatomie pathologique n'est qu'une ébauche ; mais qui refuserait aujourd'hui d'y voir le germe de l'organicisme moderne ?

Si Pinel, qui arracha aux fers les malheureux aliénés de la Salpêtrière, fut un grand cœur, s'il eut le rare mérite, à une époque où les systèmes régnaient encore dans toute leur omnipotence, d'oser combattre les systèmes et de leur opposer les méthodes d'observation ; s'il eut le talent, enfin, d'analyser les symptômes, souvent avec une scrupuleuse exactitude ; malgré tout le respect qui est dû au novateur, il faut vous dire pourtant que son œuvre médicale ne saurait se soustraire à la critique. Pour Pinel, les maladies sont des entités douées de fixité, immuables dans leur origine, leur expression symptomatique, leur évolution ; à ce titre, elles sont susceptibles d'une classification naturelle, et il faut les adapter aux divisions qui ont servi à Linné à classer les êtres du monde inorganique. Pinel, en un mot, fut moins un médecin qu'un naturaliste ; ainsi est née cette classification étrange, basée sur les caractères extérieurs et exclusifs d'une maladie, et abstraction faite du malade, où les affections les plus disparates figurent côte à côte, le coryza, le catarrhe intestinal, et le vomissement, par exemple, à côté de l'épiphora et du diabète, parmi les flux ; la colique et le vertige près de la goutte, et le mal de dents parmi les névroses.

Si cette singulière façon de comprendre et de classer les diverses modalités pathologiques n'avait eu d'autre inconvénient que celui de réduire la description d'une maladie à une simple énumération de symptômes, le mal eût été bien atténué. Mais vous comprenez facilement quelle thérapeutique funeste eût été la conséquence de pareils errements, si, par bonheur, l'auteur de la *Nosologie médicale* n'avait été plus préoccupé de catégoriser une maladie dont il venait d'observer les symptômes, qu'à en chercher le remède. Heureusement Pinel ne fit pas de thérapeutique.

Aujourd'hui, nous envisageons autrement notre rôle. Quand nous observons un symptôme, notre esprit, par une association d'idées toute naturelle, tend instinctivement à s'élever jusqu'à l'organe ou au système organique dont les troubles fonctionnels nous trahissent la souffrance. Cette idée maîtresse de subordonner le symptôme à un trouble passager ou durable d'un organe déterminé, et qui est la base de la nosographie actuelle, la seule vraiment scientifique, c'est à Bichat qu'elle revient. C'est lui qui, pour la première fois, songea à mettre en parallèle l'organisme malade et l'organisme sain ; il osa penser qu'un accident pathologique n'est point un fait isolé, n'ayant d'autre intérêt que celui de définir une espèce morbide, comme le nombre des pétales à catégoriser une fleur, mais qu'il est la conséquence d'un phénomène naturel, ayant pour point de départ une modification organique ; le symptôme, en un mot, n'a d'autre valeur que celle de l'altération dont il découle. C'est ainsi que Bichat entrevoyait cette vérité féconde, que Bouillaud a proclamée depuis sous forme d'un axiome célèbre : « La pathologie est la physiologie de l'homme malade. »

Faut-il vous rappeler aussi que Bichat fut un novateur en thérapeutique ? L'homme malade le préoccupait vivement ; constamment placé en face des ravages causés par la maladie ou par la mort, il s'était mis résolûment et avec confiance à la recherche des moyens capables d'atténuer ou d'enrayer ces altérations anatomiques qu'il découvrait chaque jour : la mort vint le saisir, alors qu'il enseignait à l'Hôtel-Dieu de Paris les premiers résultats de ses recherches ; résultats remarquables, car ils s'appuyaient sur l'étude des effets généraux et locaux des médicaments, si bien que Bichat peut être considéré comme le père de la thérapeutique expérimentale.

IV

Voilà donc fondées, après la chimie biologique, après l'anatomie générale, la classification physiologique des maladies et la thérapeutique rationnelle ; c'est au tour, maintenant, de la médecine clinique et de l'observation individuelle du malade, car voici Laënnec. Lisez et relisez l'immortel traité de l'*Auscultation médiate.* Outre le charme et les enseignements toujours salutaires que vous trouverez dans cette lecture, c'est là seulement que vous pourrez comprendre quelle persévérance infatigable, quelle délicatesse de vues, quelle sagacité exquise il fallut à cet observateur incomparable, pour édifier en si peu de temps une œuvre pareille. Sans doute, quand parut Laënnec, l'école clinique, fondée par Corvisart et par Bayle, était déjà florissante ; mais on comprend tout ce que devait jeter de trouble dans l'examen du malade, et dans les descriptions cliniques, la découverte de l'auscultation. C'était une révolution complète à faire dans le domaine de l'observation, comme une technique tout entière à instituer.

Ce n'était rien, en effet, d'avoir découvert que les bruits perçus par l'oreille placée sur la poitrine étaient capables de révéler les troubles de fonction ou les altérations des organes intra-thoraciques ; il fallait surtout, et après avoir établi les divers bruits que font entendre les organes sains, rattacher à sa cause prochaine, à une altération déterminée, chacun de ces bruits modifiés dans son intensité, dans son timbre, dans son rythme ; cela ne pouvait se faire qu'à l'aide d'un nombre considérable d'observations toutes recueillies avec une inimitable finesse. Laënnec y a si bien réussi que son œuvre, élaborée de main de maître, subsiste encore tout entière, non seulement telle qu'il l'a conçue, mais avec la langue qu'il a créée, avec ses expressions si justes et parfois si pittoresques. Aussi, Messieurs, quelque perfectionnement qu'on y apporte, quelque découverte même qu'on y puisse ajouter, l'auscultation restera toujours la science de Laënnec.

Ce n'est pas tout. A côté du clinicien apparaît l'anatomo-pathologiste de premier ordre. Cette face de l'homme ne m'appartient pas, et cependant je ne puis omettre de vous rappeler que c'est à lui que nous devons la description de tant d'altérations organiques d'une importance considérable, depuis la cirrhose du foie jusqu'au pneumothorax, l'emphysème pulmonaire, la dilatation des bronches, l'hémorrhagie du poumon, et cette conception fameuse de la phtisie dont il établissait sur d'inébranlables bases l'unité clinique, unité qui a résisté aux attaques d'une école célèbre, et devant laquelle nous nous inclinons tous aujourd'hui.

Mais, chose singulière, cet homme qui a tant fait pour l'anatomie pathologique se tenait constamment en garde contre ses enseignements ; sans doute, il ne se refusait pas à voir dans les lésions organiques qu'il découvrait la cause prochaine, nécessaire, des signes physiques comme des symptômes qu'il avait relevés pendant la vie ; mais, frappé aussi de ne rencontrer parfois que des lésions minimes ou nulles, alors qu'un appareil symptomatique considérable avait été observé auparavant, il se prenait parfois à douter de ses propres découvertes, ou tout au moins à penser que, derrière et au-dessus des lésions d'organes, il pouvait y avoir des modifications générales de l'économie, primant directement la lésion locale, ou pouvant modifier la fonction d'un organe sans agir directement sur sa texture. C'est à Andral que devait être réservé l'honneur de démontrer l'exactitude de cette conception, en mettant en relief l'existence des maladies générales et des troubles primordiaux de la nutrition.

V

Cherchez partout, Messieurs, et dites-moi dans quel pays et à quelle heure vous rencontrez pareille réunion de novateurs, semblable trilogie d'esprits éminents qui aient exercé une influence aussi considérable sur le mouvement scientifique de leur temps. C'est que l'impulsion donnée a été féconde, car, derrière chacun d'eux, dans chacun des sillons qu'ils ont tracés, marche une brillante pléiade qui a largement complété l'œuvre de ses illustres devanciers. Les découvertes se succèdent, si importantes et si rapides, qu'à voir les progrès accumulés on se surprend parfois, hésitant à savoir ce qu'on doit le plus admirer des conceptions des maîtres ou des travaux de leurs émules, de l'invention des méthodes ou des applications qui en ont été faites.

Ainsi, après Lavoisier, voilà Fourcroy définissant la nature chimique des éléments constitutifs de nos principaux tissus, et décrivant coup sur coup : l'albumine, la fibrine, la gélatine, jusqu'aux calculs urinaires ; il ouvre ainsi large et profonde cette route de la chimie biologique où vont s'engager les Denis, les Le Canu, en attendant qu'Andral et Gavarret jettent, avec leurs mémorables recherches en hématologie, les bases de l'humorisme moderne.

Après Bichat, qui avait commencé la ruine de l'humorisme ancien et sapé par sa base la nosologie naturelle, voici Broussais. Plus ardent que le maître, grâce surtout à un merveilleux talent, Broussais consomme le sacrifice et consacre définitivement, en montrant le rôle prépondérant des lésions anatomiques jusque dans les fièvres réputées essentielles, le triomphe de l'organicisme. Et c'était bien là un titre qui aurait dû suffire à sa gloire. Après avoir contribué plus que personne à l'écroulement de tous les systèmes, Broussais aurait dû s'abstenir d'en vouloir édifier. Il n'a pas su résister à l'entraînement, et, poussé par une implacable logique, il a voulu tirer de ses idées sur l'inflammation leurs dernières conséquences en instituant une thérapeutique funeste qui a fait oublier la valeur incontestable d'une doctrine qui, bien qu'on en dise, est le point de départ de la théorie moderne sur l'irritation cellulaire.

Pendant ce temps, Louis met la dernière main à son *Traité anatomique et clinique de la phtisie pulmonaire*, et Cruveilhier dresse les premières assises de l'inébranlable monument qu'il a élevé depuis à l'honneur de l'anatomie pathologique.

Enfin, après Laënnec qui a institué les méthodes, voici d'illustres successeurs qui les rendent fécondes en les généralisant. Bouillaud pousse la pathologie cardiaque à un degré d'exactitude qui en fait du premier coup une science presque parfaite ; non content d'avoir proclamé cette loi célèbre de coïncidence entre l'endocardite et le rhumatisme articulaire aigu, il plante le premier jalon qui a ouvert la voie de la théorie des localisations cérébrales, en plaçant dans le lobe antérieur et à gauche le siège nécessaire des lésions entraînant l'aphasie. En même temps, Piorry perfectionne à ce point la découverte d'Avenbrugger et en multiple si bien les applications, qu'il en fait presque une science nouvelle, tandis qu'Andral, dans un livre qui est resté un chef-d'œuvre, montre tout ce que peuvent produire l'analyse méthodique des symptômes et l'observation rigoureuse des faits cliniques.

Messieurs, de telles découvertes ne pouvaient manquer d'avoir même au-delà des frontières un puissant retentissement ; acceptées sans combat comme la vérité qui s'impose avec toutes ses clartés et ses promesses, elles ont été la semence salutaire qui a fructifié sur toute la surface du monde civilisé, et d'où est sortie cette pathologie médicale moderne, véritable science, qui, universellement adoptée, sans distinction de nationalité ou de race, règle la pratique et les recherches de tous les médecins, sur l'ancien comme sur le nouveau continent.

Il serait intéressant sans doute de suivre pas à pas, et dès maintenant, ce grand mouvement vers l'unification de la médecine, comme de montrer toute l'influence qui revient à ces magnifiques découvertes du commencement du siècle sur les progrès accomplis en Europe depuis cinquante ans. Mais cela nous entraînerait bien loin, et, en nous faisant empiéter sur le présent, risquerait de nous faire perdre de vue l'évolution chronologique et naturelle des sciences médicales, auxquelles la médecine expérimentale commence déjà à prêter un nouvel et important appui. Je tiens seulement à vous rappeler, pour n'avoir pas à y revenir, qu'après avoir répandu partout la lumière, la France a recueilli à son tour le bénéfice de ces lointaines irradiations, et, par un juste retour, profité, elle aussi, des précieuses semences qui ont germé autour d'elle. Plusieurs de ses découvertes lui sont revenues transformées ou modifiées par le génie particulier des peuples voisins ; des horizons nouveaux lui ont été ouverts, et les méthodes ainsi perfectionnées lui ont permis de reprendre la route avec de nouveaux progrès en perspective. Je vous en citerai seulement deux exemples. Si Bichat a créé l'anatomie générale, c'est le culte des patientes et minutieuses recherches qui a conduit l'école allemande à détailler, le microscope à la main, les éléments intimes de nos tissus ; mais la science des Kœlliker et des Cohnheim a eu rapidement chez nous des adeptes, si bien qu'à l'heure actuelle l'École du Collège de France brille au premier rang. C'est en France qu'a pris naissance la doctrine des localisations cérébrales : les belles recherches de Hitzig et de Ferrier lui ont donné la consécration de l'expérience, mais c'est à la Salpêtrière que les études cliniques l'ont définitivement confirmée.

Ainsi marche la science : appartenant à tous, tous concourent à son perfectionnement ; mais, quelque large part que les nations voisines aient pu prendre au développement de l'œuvre commune, il y aura toujours entre l'œuvre de la France et la leur, a dit le professeur Jaccoud, « la distance qui sépare la découverte de l'application, l'invention des méthodes du perfectionnement des procédés ».

Du reste, c'est une justice à rendre à notre pays : étranger à toute espèce de rivalité mesquine ou jalouse, il a toujours accepté, et d'où qu'elles viennent, les découvertes qui lui sont apparues comme des vérités scientifiques, retournant à chacun la gloire qui lui revient, et s'appliquant, pour fixer le souvenir des hommes qui ont bien mérité de la science, à rendre leurs noms classiques en les associant aux titres de leurs travaux. Qu'il s'agisse de Richard Bright, de Corrigan ou de Graves, de Frerichs, de Virchow ou de Robert Koch, de Skoda ou de Rokitansky, la pathologie médicale française gardera respectueusement leur mémoire.

VI

Mais revenons chez nous pour assister au couronnement de l'édifice, car les sciences physico-chimiques instituées par Lavoisier et Laplace, l'anatomie générale créée par Bichat, les grandes lois de l'observation clinique formulées par Laënnec, tout est prêt pour le développement d'une science nouvelle : en possession des instruments nécessaires pour vérifier ou compléter par l'expérience ce que l'observation a simplement entrevu ou établi d'une façon incomplète, Magendie peut venir et fonder la médecine expérimentale.

S'il fallait vous faire l'histoire complète de l'expérimentation, il me faudrait remonter jusqu'à Galien ; car le cerveau humain contient en germe toutes les sciences, et l'expérimentation a été de tous les pays et de tous les âges.

Mais il n'y avait point là encore de véritables expérimentateurs ; il n'y a de tel que celui qui expérimente dans un but déterminé, car l'expérimentateur qui ne sait point ce qu'il cherche, a dit le maître, ne comprend pas ce qu'il trouve. Cependant, dès la fin du siècle dernier, Pourfour du Petit, puis Legallois, et, plus près de nous, Gaspard de Saint-Étienne avaient fait des tentatives très honorables dans le sens de l'expérimentation scientifique ; mais ce n'étaient là que des essais isolés, non réglementés, et exécutés sans but déterminé à l'avance. Il appartenait à Magendie de faire de l'expérimentalion une véritable science. Ami particulier de Laplace, auprès duquel il avait puisé cette rigueur dans la critique, ce scepticisme raisonné qui caractérise le vrai savant, Magendie avait les qualités nécessaires pour mener à bien pareille entreprise. Jamais il n'aborda une expérience avec un esprit prévenu, car jamais il n'eut d'autre but que la constatation empirique des phénomènes ; ses publications se sont peut-être un peu ressenties de l'indécision voulue où il restait longtemps avant de porter un jugement définitif ; mais les résultats une fois acquis ont toujours été au-dessus de toute discussion ultérieure. Ses découvertes peuvent être revendiquées avec orgueil par son pays, car Claude Bernard a établi d'une façon irréfragable que c'est bien à lui, et non à Ch. Bell, que nous devons la connaissance des fonctions des nerfs rachidiens et de la sensibilité récurrente. La pathologie médicale devait largement profiter de pareils enseignements.

Magendie, Messieurs, a eu d'éminents continuateurs ; non seulement la chaire du Collège de France est restée un foyer scientifique éclatant, mais des foyers secondaires se sont développés sur plusieurs points du territoire qui depuis cinquante ans répandent généreusement les précieuses acquisitions de la médecine expérimentale. Je ne saurais oublier qu'au milieu d'eux l'École de Lyon tient une large place, et que c'est au laboratoire de notre École vétérinaire que MM. Chauveau et Faivre ont institué ces expériences décisives qui ont définitivement établi les conditions génératrices des bruits du cœur. Mais je ne puis que m'arrêter aux chefs d'école et vous indiquer les grands traits de l'œuvre de Bernard et de Pasteur, ces deux têtes de lignes, qui personnifient en quelque sorte les deux étapes principales de l'évolution de la médecine expérimentale.

Claude Bernard a touché à toutes les grandes questions qui se rattachent au fonctionnement même de la vie, et, partout où il a passé, il a laissé la trace lumineuse de son intervention : système nerveux, circulation, humeurs de l'organisme, mécanisme des sécrétions, température du sang, chaleur animale, substances médicamenteuses même, rien n'est resté étranger à ce vaste génie, et partout, dans chaque branche de la physiologie ou de la médecine, il a apporté un perfectionnement ou une découverte.

Et cependant, parmi toutes ces productions magistrales, la médecine en retient quelques-unes qui l'intéressent plus directement, parce qu'elles ont imprimé aux études pathologiques une direction particulière, et parmi elles nous comptons en première ligne l'étude approfondie des phénomènes réflexes, la découverte des nerfs vasculaires et de la glycogénie hépatique.

Je n'entreprendrai pas de vous démontrer toute l'influence qu'ont exercée ces découvertes de l'expérience sur l'explication des phénomènes pathologiques que nous observons chaque jour; à chaque pas nous faisons intervenir, soit les actions réflexes, soit les modifications des circulations locales, si bien qu'insister sur ces choses serait presque de la banalité, tant elles sont connues aujourd'hui.

Tout en rendant à la médecine expérimentale d'aussi grands services, c'est dans une voie toute différente que Pasteur a poursuivi ses brillantes destinées. La vie humaine, l'a fort bien dit Bernard, ne doit pas être envisagée au seul point de vue des forces physico-chimiques qui la constituent, ou des organes qui en assurent le fonctionnement: l'être vivant ne peut être séparé du milieu où il se trouve, car ce milieu ambiant influe au premier chef sur le jeu de son mécanisme. C'est du côté de ces milieux que se sont tournés les regards de M. Pasteur, et vous savez maintenant tout aussi bien que moi quels résultats ont déjà couronné ses efforts. Leur histoire peut se résumer en quelques mots, car il suffit de les énoncer pour en indiquer toute la puissance.

Il y a longtemps déjà, qu'à l'occasion d'une lutte mémorable au sujet de la génération spontanée, M. Pasteur prouva d'une façon triomphante que rien ne naît de rien, et que ces phénomènes mystérieux de la fermentation tenaient à la pullulation à l'infini de ces infiniment petits venus de l'atmosphère qui dissociaient, en absorbant les éléments propres à leur existence, les molécules constitutives d'un liquide ou d'un organe pour les mettre en liberté et leur permettre de former des combinaisons nouvelles.

Quelques années plus tard, et guidé par les analogies, M. Pasteur se demande si le mécanisme de la contagion ne tiendrait pas, lui aussi, à l'action de ces êtres microscopiques sur les liquides de notre organisme; car ne suffit-il pas d'une goutte de liquide virulent introduit dans notre économie pour y produire certains ravages, et toujours les mêmes, comme il suffit d'une gouttelette chargée d'un microbe de fermentation jetée dans une masse liquide pour y produire cette fermentation même ?

Le fait a justifié ses prévisions : après les maladies épizootiques des vers à soie, celles des animaux domestiques sont tour à tour démasquées comme maladies parasitaires, et les microbes qui leur donnent naissance, successivement isolés et cultivés ; les grandes affections contagieuses humaines auront bientôt peut-être le même privilège, et vous entrevoyez déjà le bénéfice qui en résultera pour l'étiologie et la prophylaxie de ces maladies.

Si Perroncito a vu le premier le microbe du choléra des poules, et si Toussaint l'a isolé, si Davaine a parfaitement décrit la bactérie charbonneuse, ce qui appartient bien à M. Pasteur, ce qui est son titre de gloire particulier, c'est sa méthode de démonstration et ses procédés de culture. En lui permettant d'isoler absolument l'élément supposé virulent, et de le cultiver ensuite de façon à l'inoculer seul, M. Pasteur a mis entre les mains des expérimentateurs le moyen le plus rigoureux qu'on puisse fournir de la nature même des éléments contagieux.

Mais sa conception la plus grandiose, celle qui est appelée au plus de retentissement, parce que c'est d'elle qu'on attend le plus de services, c'est cette idée vraiment souveraine d'atténuer le degré d'activité de ces virus pour les domestiquer pour ainsi dire, et les accommoder au degré de résistance vitale des êtres auxquels on les inocule, de façon à faire, selon l'expression de M. Bouley, « servir leur énergie réduite à la prophylaxie des maladies contagieuses, transformer une maladie mortelle en une affection bénigne et capable de donner l'immunité, transformer en un mot un virus fatalement mortel en son propre vaccin ».

Cette idée a, vous le savez, fait son chemin ; « elle se meut », pour employer le mot de Galilée, quoi qu'on dise et quoi qu'on fasse, et ses applications fécondes se comptent déjà par des bienfaits. N'est-ce pas elle, en effet, qui a donné naissance à l'antisepsie moderne, source de tant de succès inespérés, ainsi que le reconnaissait d'ailleurs l'illustre chirurgien d'Édimbourg, quand il invitait dernièrement M. Pasteur à venir constater dans son service « dans quelle mesure le genre humain a profité de ses travaux » ?

VII

Ainsi se sont constituées les sciences médicales, ainsi surtout s'est constituée cette méthode irréprochable : l'observation exercée dans toute sa rigueur et dans ce qu'elle a de plus délicat pour enregistrer et analyser. les phénomènes morbides, l'expérimentation ensuite pour les contrôler, les reproduire, en détailler l'origine, transformer la probabilité en certitude, ou redresser ce que l'observation peut avoir d'incomplet ou d'erroné. Grâce à cette méthode, la pathologie médicale a pu continuer sa marche constamment progressive, et chaque jour elle a élargi son domaine.

Et, en effet, que de choses j'ai dû laisser dans l'ombre pour ne pas obscurcir ce tableau, et qui méritent cependant de vous être spécialement signalées ! Car de quelque côté que vous tourniez les yeux, vous pouvez constater des transformations merveilleuses ou de précieuses acquisitions pour le diagnostic, comme pour le traitement des maladies, et partout vous y trouverez la main de la France.

S'agit-il de la pathologie cardiaque ? Je ne m'exposerai pas à être contredit, si je vous dis que, grâce aux ingénieux appareils de MM. Marey et Chauveau, l'exploration du cœur et du pouls a atteint un degré de précision vraiment extraordinaire, et que l'investigation clinique ou expérimentale, entre les mains de MM. Potain et François Franck, a mis au grand jour des faits d'une portée pratique considérable. Parlerai-je du système nerveux ? N'a-t-il pas suscité cette série d'admirables recherches qui ont fourni à l'École française ses maîtres les plus autorisés ? Le grand nom de Duchenne (de Boulogne) domine la pathologie spinale tout entière, comme celui de Broca et Charcot domine aujourd'hui celle du cerveau et des névroses ; ainsi sont sortis des mains de la médecine française, après la description de l'ataxie locomotrice et des amyotrophies, celle de la paralysie labio-glosso-laryngée et de la sclérose en plaques, l'histoire des tremblements comme celle des lésions secondaires de la moelle ou des anévrysmes miliaires, la subordination de la grande névrose à des lois méthodiques et constantes, et ce faisceau écrasant de preuves cliniques qui a apporté son plus solide appui à la théorie des localisations cérébrales.

Et la pathologie pulmonaire n'a-t-elle pas largement fait fructifier le précieux héritage légué par Laënnec ? MM. Villemin et Chauveau ne sont-ils pas les véritables pères de la doctrine de la contagion et de la virulence de la tuberculose, et M. Grancher n'a-t-il pas confirmé par des recherches anatomiques irréprochables les vues du maître sur l'unité des phtisies ?

Je ne reviendrai pas sur la médecine expérimentale, dont je vous ai déjà parlé trop longuement peut-être, et qui, entre les mains des Vulpian et des Brown-Séquard, ne saurait péricliter. Ce que je veux surtout vous rappeler, c'est la prépondérance indiscutable qu'a toujours exercée l'école clinique, la médecine d'observation telle que la comprenait Laënnec, telle que l'ont pratiquée Andral et Chomel, telle que plus près de nous l'a vulgarisée Trousseau, ce maître incomparable, savant éminent doublé d'un grand artiste, qui, non content d'avoir tranché nombre de questions douteuses, fourni nombre de descriptions nouvelles, réglé avec un tact inouï les interventions thérapeutiques parfois les plus délicates comme la trachéotomie ou la thoracentèse, a élevé à la médecine clinique ce monument impérissable où nous trouvons toujours à apprendre et que tous nos voisins nous envient.

Faut-il vous rappeler enfin tout ce dont la thérapeutique est redevable à la médecine française depuis la découverte des alcaloïdes, celle de la quinine en particulier, préparée pour la première fois dans une officine lyonnaise, par Guilliermond le père, avant d'être vulgarisée par Pelletier et Caventou, jusqu'à ces inventions précieuses de la ponction aspiratrice et des injections sous-cutanées auxquelles se rattachent dans un souvenir d'égale reconnaissance les noms de Pravaz, de Dieulafoy et de Potain ?

VIII

Mais, veuillez bien le remarquer, quelle que soit la branche de la médecine qu'on envisage, qu'il s'agisse de la médecine proprement dite ou de la médecine expérimentale jusqu'à la physiologie elle-même, c'est toujours l'observation qui a été le point de départ des découvertes les plus fécondes. N'est-ce pas elle, en effet, qui a donné à la médecine hippocratique cette vitalité qui lui a fait traverser les âges, comme elle a immortalisé l'œuvre de Bichat ou de Laënnec, et assuré aux travaux d'Andral, de Broca, de Bouillaud, de Trousseau ou de Duchenne de vivre dans l'avenir ?

Je vais plus loin, et, pour vous montrer l'appui que l'observation a prêté à la physiologie et à la médecine expérimentale, laissez-moi vous rappeler que les notions actuelles les plus précises que nous possédons sur la structure et les fonctions des centres nerveux sont en grande partie l'œuvre de l'observation médicale; car il me paraît bien évident que les recherches de Duchenne et de ses élèves sur les amyotrophies spinales, ou les lésions bulbaires comme celles de l'école de M. Charcot sur les localisations cérébrales, ont fait autant, sinon plus, pour la connaissance du fonctionnement, comme la structure du cerveau et de la moelle, que la plupart des vivisections ou des excitations électriques les mieux dirigées.

De même pour la pathologie expérimentale, l'observation a été le plus souvent la base de ses plus brillantes conquêtes. N'est-ce pas l'observation et l'étude minutieuse des antécédents du palefrenier Prost qui a conduit Rayer à soupçonner l'existence de la morve chez son malheureux malade avant que l'inoculation lui ait fait reconnaître la nature même de l'affection en face de laquelle il se trouvait ? Lorsque Gombaut mit en évidence la congestion leucocythémique du bulbe chez les rabiques, c'est l'observation encore, qui, par voie d'analogie, l'amena à supposer que les convulsions de la rage pouvaient dépendre peut-être d'une lésion de l'isthme de l'encéphale. N'est-ce pas aussi l'observation exercée dans ses plus minutieuses finesses qui a permis à M. Pasteur de suivre et de découvrir cette merveilleuse filiation de phénomènes qui amène par l'intermédiaire des vers de terre la bactérie charbonneuse sur l'herbe des grands pâturages ? Et pourquoi ne pas le proclamer franchement, n'est-ce pas en remarquant que les filles de ferme, occupées à traire les vaches atteintes du *cow-pox*, voyaient se développer sur leurs doigts des pustules qui les mettaient à l'abri de l'infection variolique, l'observation enfin, qui amena Jenner à faire la plus belle découverte des temps modernes ? Le professeur Bouchard l'a rappelé, du reste, avec beaucoup d'à-propos, la médecine procède comme les sciences astronomiques. Avant que Newton ait démontré par le calcul la loi de l'attraction universelle, Képler avait été conduit par l'observation à remarquer que la durée des révolutions planétaires a quelque rapport avec la distance qui sépare chacune d'elle du soleil. De même en pathologie, avant de formuler des lois, d'assigner des causes précises, d'affirmer des rapports définitifs, nous commençons par poser des faits, par les analyser, les observer enfin! L'observation rigoureuse des faits, tâchons de ne jamais nous en départir; c'est le guide le plus sûr pour faire de la bonne et vraie pathologie; appelons à notre aide tous les procédés que la science met à notre disposition pour interroger les phénomènes, les pénétrer en quelque sorte; mais ne voyons jamais les maladies à travers une théorie ou un système: voyons-les telles qu'elles sont, et ne les subordonnons pas, quand même, à une doctrine physiologique née d'hier, qui sera peut-être modifiée demain. La physiologie renferme encore plus d'une inconnue; la chimie biologique ne repose pas encore sur des bases assez certaines, le système nerveux de l'homme surtout a des réactions trop personnelles, pour que nous puissions sans danger édifier, en nous reposant exclusivement sur elles, l'histoire des maladies.

IX

En vous rappelant les grands traits du mouvement scientifique de notre siècle, je vous ai fait du même coup l'histoire de la pathologie médicale, à laquelle je suis chargé de vous initier. Je vous l'ai montrée naissant avec Barthez et Pinel, mais soumise à l'omnipotence d'une autorité routinière et emprisonnée dans les entraves de la nosologie classique. Vous l'avez vue, grâce à Bichat, à Laënnec, brisant ses chaînes et s'épanouissant dans tout l'éclat d'une véritable Renaissance, et cela grâce à cette méthode féconde qui consiste à subordonner les symptômes morbides à des altérations organiques déterminées.

Puis, avec Andral, la pathologie franchit de nouvelles frontières; les altérations des organes ne sont plus l'*ultima ratio* des expressions symptomatiques: les humeurs, les milieux intérieurs, selon l'expression de Claude Bernard, le sang en tête, peuvent être primitivement atteints dans leur qualité, dans leur composition; ainsi sont nées les maladies générales, maladies dont Bernard a élargi le cadre en mettant en relief le rôle du système nerveux grand sympathique, sur la circulation profonde et la nutrition des organes.

Après les maladies des organes, après les maladies générales par altération des milieux intérieurs, devaient venir les maladies par modification des milieux extérieurs. M. Pasteur nous a montré que ce milieu ambiant est pour nous une cause de perpétuels dangers; il a indiqué, dans une œuvre pleine de génie et de clairvoyance, quels étaient les instruments de ces maladies épidémiques qui ont souvent jeté l'effroi et le désarroi dans les sociétés. Il a fait plus : en signalant l'ennemi, il a fourni le moyen de le combattre.

Certes, voilà de belles conquêtes et de quoi satisfaire votre curiosité! Ce n'est pas assez pourtant, car la science marche toujours entraînée par un mouvement incessant de rénovation et de progrès. Or, parmi ces milieux qui influent sur le fonctionnement de nos organes, il en est un encore insuffisamment exploré et qui imprime déjà et qui imprimera plus encore pour l'avenir un cachet propre aux tendances pathologiques. Ce milieu, c'est le milieu humain lui-même, ce sont les conditions créées par les influences sociales à l'accomplissement de la vie ; conditions d'existence aujourd'hui transformées, et qui permettent d'entrevoir l'apparition de maladies nouvelles, appelées probablement à remplacer les maladies disparues ou en voie de s'éteindre.

Aussi bien il y a des maladies de famille, des maladies de race, il y a des maladies de sociétés.

Un jour, sans doute, grâce à une connaissance plus approfondie de l'homme lui-même, de la topographie de son cerveau, de ses mœurs, voire même de ses croyances, l'anthropologie nous dira pourquoi certaines maladies sont l'apanage de certains peuples à l'exclusion des autres ; pourquoi les maladies des centres nerveux dominent chez les uns, celles du foie et des reins chez ceux-ci, celles de la circulation chez ceux-là. Car il est impossible qu'à des conditions spéciales d'existence, ne correspondent pas dans notre circulation, dans nos humeurs des réactions déterminées. Le surmenage moral, le trouble apporté dans les idées par les aspirations philosophiques d'une société qui a rompu avec les traditions du passé et cherche avec inquiétude une voie nouvelle, tout cela, dis-je, ne peut manquer d'influencer profondément le fonctionnement des centres nerveux. Les convulsionnaires ont franchi les murs de Loudun et de Saint-Médard; la névropathie a envahi la société tout entière. D'autre part, l'usage exagéré du tabac et de l'alcool a singulièrement modifié les conditions de notre mécanique circulatoire; il n'est pas jusqu'à cette chimie alimentaire moderne, poison lentement administré, qui exerce peut-être une désastreuse influence sur les organes d'excrétion et n'entravé la dépuration intérieure, si bien qu'il est légitime de se demander dans quelles conditions organiques d'existence seront désormais placées les générations qui vont naître?

Voilà vraiment des horizons attrayants vers lesquels nous ne devons pas craindre de diriger nos regards. Ainsi envisagée, la pathologie cessera d'être cet enseignement banal et aride qu'on lui reproche parfois ; si elle est la science des maladies, elle doit en être aussi la philosophie ; dans cette voie, elle est appelée à de nouvelles conquêtes, conquêtes fécondes peut-être par les applications qui en seront faites à la prophylaxie et à la thérapeutique générale.

Vous le voyez, Messieurs, si je veux rester avant tout observateur et médecin je veux être aussi de mon temps, comme je veux être encore de mon pays. Dans l'exposé des découvertes ou des doctrines relatives aux maladies dont j'aurai à vous faire l'histoire, je reserverai une large part aux œuvres de nos devanciers comme de nos propres contemporains ; car je ne saurais sacrifier à ces tendances fâcheuses qui, sous prétexte d'une érudition trop facile, ne craignent pas de laisser dans l'ombre des noms français pour évoquer d'autres noms plus lointains, parfois sans autorité dans leur pays. D'ailleurs — je me suis attaché à vous le prouver aujourd'hui — dans toutes les branches qui touchent à l'art médical, l'héritage reçu de nos pères est assez brillant pour nous permettre d'en affirmer hautement la valeur, et c'est sans injustice, croyez-moi, que vous pourrez rester fidèles à cette fière devise que l'Association française a inscrite en tête de ses travaux et qui sera aussi celle de cet enseignement : « Par la science, pour la patrie ! »

www.ingramcontent.com/pod-product-compliance
Ingram Content Group UK Ltd.
Pitfield, Milton Keynes, MK11 3LW, UK
UKHW021115230726
13926UKWH00002B/505